DISSERTATION

SUR

LA KÉRATONYXIS

PAR PIERRE PUGIN
DE FRIBOURG, EN SUISSE,
DOCTEUR EN MÉDECINE, DE L'UNIVERSITÉ DE VURTZBOURG.

*

Os homini sublime dedit, cœlumque tueri
Jussit, et erectos ad sidera tollere vultus.
Ovide, Métam.

*

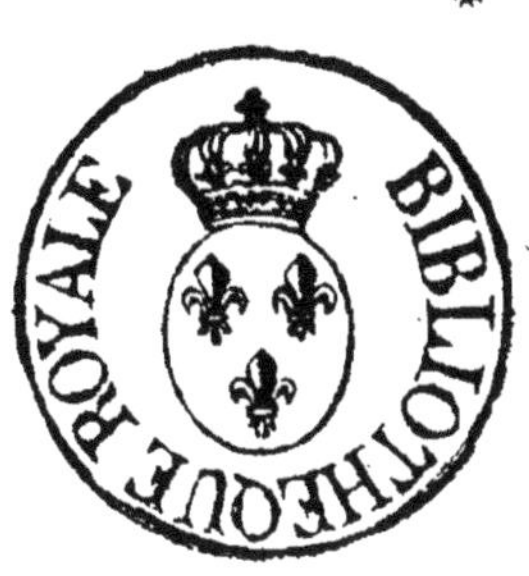

PARIS
IMPRIMERIE DE J. TASTU,
RUE DE VAUGIRARD, N° 36.
1827

A

MON CHER PÈRE,

Tribut de piété filiale.

❀

A MON FRÈRE, FÉLIX PUGIN,

ET

A SA VERTUEUSE ÉPOUSE.

Accueillez ce faible essai de mes premiers travaux, comme un témoignage de la très-vive reconnaissance dont je suis pénétré pour les nombreux sacrifices que vous n'avez cessé de faire pour mon éducation.

P. PUGIN.

AVERTISSEMENT.

L'objet de ce travail est de présenter dans un cadre étroit les divers résultats de kératonyxis [1], particulièrement ceux obtenus par les chirurgiens allemands. Ce sont eux, en effet, qui se sont livrés à un plus grand nombre d'essais et de recherches relativement à ce procédé opératoire. Le but de cette réunion de faits est de jeter quelques rayons de lumière dans le dédale des opinions qui ont été émises sur cette nouvelle méthode d'abaissement. Dussé-je ne point atteindre ce but, ce Mémoire aura du moins l'avantage de faire connaître l'état actuel de la kératonyxis. J'ai cru devoir ajouter quelques considérations à la suite de la simple exposition des faits, moins dans l'inten-

[1] Kératonyxis, de κέρας, corne, et de νύσσω, ponction de la cornée, opération par laquelle on abaisse ou on broie le cristallin au moyen d'une aiguille introduite dans l'œil par un point déterminé de la cornée.

tion, à la vérité, de décider du mérite de la méthode en question, que pour faire ressortir, autant que possible, de ces mêmes faits, le meilleur mode à suivre dans son exécution.

DISSERTATION

SUR

LA KÉRATONYXIS.

PREMIÈRE PARTIE.

Exposé des résultats obtenus par la kératonyxis.

Le docteur Buchhorn de Magdebourg, à qui revient, à juste titre, la gloire d'avoir le premier élevé la kératonyxis au rang des méthodes générales [1], opéra par ce procédé (et le plus souvent par division), de 1809 à 1811, quarante cataractes. Il y eut, 1° trente-un cas suivis d'un succès complet, immédiat pour le plus grand nombre, plus ou moins tardif chez quelques sujets, et surtout chez trois pour lesquels la résorption a exigé plus de deux mois; 2° neuf insuccès dus, pour la plupart, à une iritise exsudatoire, qui fut suivie de synéchie de la pupille.

Après avoir préalablement produit la dilatation de la

[1] Voyez *Dissertatio de Keratonyxide*, Hal., 1806, dont il donna une traduction, avec plusieurs augmentations, sous le titre : *Die Keratonyxis, eine neue gefahrlosere Methode den grauen staar zu operiren*, etc. Magdeburg, 1811.

pupille par l'instillation sur l'œil de quelques gouttes d'une solution d'extrait de jusquiame, M. Buchhorn transperçait la cornée à une ligne environ de son union avec la sclérotique, au moyen de l'aiguille diminuée de Scarpa [1], la convexité du fer de lance dirigée vers l'opérateur, et sa concavité vers la cornée; il introduisait la pointe de l'aiguille jusqu'au-devant du corps cataracté, lui faisait exécuter divers mouvemens, suivant la consistance de ce corps, c'est-à-dire qu'il se contentait d'ouvrir ou de déchirer la capsule cristalloïde dans les cataractes laiteuses, diffluentes et presque liquides; qu'il divisait, démembrait [2] les cataractes molles, les caséiformes et les friables, et qu'enfin il déprimait celles qui présentaient de la dureté et qu'il ne pouvait réduire en parcelles. Mais, dans ces trois modes de pratiquer la kératonyxis, il cherchait à abaisser la capsule lenticulaire, seule et plissée dans les deux premiers modes, enveloppant encore le cristallin dans le dernier.

Depuis 1811 M. Buchhorn n'a plus rien publié sur l'opération de la kératonyxis; j'ignore si, depuis ce temps, il a continué de la mettre en usage.

Le célèbre Langenbeck [3], qui fut le premier à réaliser sur l'homme vivant les belles espérances du chirurgien de Magdebourg, pratiqua, de 1809 à 1819, cent quarante-six kératonyxis, qui furent toutes heureuses à l'exception de quatre dont la réussite fut entravée par des accidens inflammatoires. La durée moyenne de la résorption, pour les cataractes morcelées, fut de quinze jours.

[1] Ce chirurgien avait proposé d'abord une aiguille cylindro-conique, terminée en pointe; il ne s'en est jamais servi sur l'homme vivant.

[2] Je me servirai indistinctement des mots *broiement, démembrement, morcellement*, etc., pour exprimer la division du cristallin en petits fragmens.

[3] Voyez *Bibliotheke für die Chirurgie herausgegeben von* C. J. M. Langenbeck. Gœttingen. (Plusieurs numéros.)

La conduite du professeur de Gœttingue diffère en plusieurs points de celle que je viens d'exposer. Dans le principe il se servit, mais avec désavantage, de l'aiguille conique de Buchhorn ; puis de l'aiguille de Scarpa diminuée ; bientôt après d'une aiguille presque entièrement droite, à lame très-fine, tranchante sur deux côtés, et à col proportionnellement très-mince ; enfin d'un instrument particulier, kératome à un seul tranchant, assez semblable pour la forme à cet ustensile domestique connu sous le nom de *serpette*. Il rapprocha graduellement du centre de la cornée, et toujours dans le sens de son diamètre vertical, le point de ponction de cette membrane. Il dirigeait en haut la face concave de l'aiguille, lui formait un point d'appui et une sorte de pivot à l'aide de l'extrémité du doigt indicateur de la main qui abaissait la paupière ; il appliquait, pour déprimer, la convexité de la lame sur le bord supérieur du cristallin, amenait autant que possible dans la chambre intérieure de l'œil les fragmens de la cataracte démembrée ; il abandonna plus tard cette dernière manœuvre, qu'il reconnut comme superflue.

Le professeur Walther n'eut à compter que vingt-six insuccès sur trois cent quarante-cinq kératonyxis qu'il pratiqua de 1812 à 1817[1].

L'ophthalmie interne, suivie d'hypopium général, et l'iritise exsudative, furent les accidens qui s'opposèrent à la guérison dans les cas sus-mentionnés. Le mode opératoire de cet habile chirurgien n'offre rien de particulier à rapporter, si ce n'est que, préférant généralement au procédé de la division celui de l'abaissement, il a étendu l'emploi du dernier jusqu'aux cataractes demi-molles.

M. Textor, professeur de chirurgie à l'université de

[1] Voyez plusieurs tomes de la *Gazette médico-chirurgicale* de Salzbourg, depuis l'année 1812.

Wurtzbourg, a trouvé, dans le relevé de deux cent soixante kératonyxis opérées par lui-même, quarante cas d'irréussite. Des accidens inflammatoires furent encore ici la cause la plus ordinaire des insuccès. M. Textor se conduit, pour cette opération, de la même manière que Langenbeck et Walther; il préfère, comme ce dernier praticien, le mode par abaissement au mode par division ou morcellement; il abaisse aussi souvent que possible; mais, dans cette manœuvre, il a bien soin de ne pas percer ou déchirer préalablement la capsule du cristallin.

Feu le professeur Siebold pratiqua, en 1811, 1812 et 1813, cinquante kératonyxis dont quinze furent malheureuses, et presque toutes avaient été opérées par dépression. Il employait l'aiguille droite de M. Schmidt de Vienne.

M. Beer n'obtint que quatre succès sur dix-neuf cataractes qu'il avait opérées par la nouvelle méthode. C'est aussi principalement le mode par abaissement qui lui a mal réussi.

Le jugement défavorable que portèrent Siebold et Beer sur l'abaissement par kératonyxis, tout en voulant conserver le procédé du broiement comme avantageux, ne laissa pas que d'être fortement appuyé, et par le célèbre oculiste Bénédict, à Chémitz, qui n'a pas publié en détail ses propres opérations de kératonyxis, assez nombreuses d'ailleurs et bien moins malheureuses que le furent celles de M. Beer; et par Reiner, Jœger, Wenzel, Klein, Froriep, Weller, etc., tous fondés sur un bien petit nombre de faits propres.

D'autre part cependant, Grœfe et Weinhold croyaient pouvoir conclure, d'une expérience étendue, précisément le contraire de ce que prétendaient ces premiers praticiens, c'est-à-dire que, dans la kératonyxis, le procédé seul de l'abaissement devait être conservé comme offrant des avantages réels sur la dépression par scléroticonyxis. Enfin Dzondi à Halle, Beck à Fribourg en Brisgaw, ainsi que M. Isenschmidt à Berne, ont obtenu par la nouvelle méthode les résultats les plus satisfaisans, soit pour la dépression, soit pour la division.

De tous les essais de kératonyxis faits en France par plusieurs chirurgiens et oculistes distingués, tels que MM. Dupuytren, Roux, Demours, Delarue, Guillie, Faure, Montain, etc., il n'y a, je crois, que ceux du célèbre chirurgien en chef de l'Hôtel-Dieu de Paris, qui, par leur nombre et leur direction bien entendue, permettent de tirer quelques résultats généraux, et qui méritent par conséquent d'être rapportés ici.

M. Dupuytren a pratiqué vingt-et-une opérations de cataracte par kératonyxis, sur des individus de sexe et de constitution différens, offrant des cataractes avec des complications variées, et telles qu'on les trouve communément chez des individus non choisis. Sur ces vingt-et-un opérés, onze ont eu un succès immédiat et durable; six n'ont obtenu de succès qu'au bout d'un mois; deux ont été suivis d'accidens nerveux; cinq l'ont été d'ophthalmies légères; deux ont donné lieu à une iritite; une autre à l'inflammation et à l'atrophie du globe de l'œil; cinq ont laissé des débris de membrane cristalline à la circonférence de la pupille; quatre ont dû être suivies d'une seconde opération, et même d'une troisième; un malade a perdu l'œil par suite d'inflammation; un autre a été privé de la faculté de voir par la formation d'une cicatrice opaque à la cornée au-devant de la pupille; enfin, chez deux d'entre eux, une amaurose, indépendante de l'opération et de ses suites, est venue s'opposer à la guérison.

Tous ces accidens, nerveux et inflammatoires, dont il vient d'être question, ont cédé à l'emploi de moyens appropriés, et, en dernière analyse, dix-sept individus sur vingt-un opérés ont recouvré la vue, c'est-à-dire, un cinquième plus un des malades sou[illegible]

M. Dupuytren fait remarquer que ce résultat ne diffère pas sensiblement de ceux que procure l'opération de la cataracte par ponction de la sclérotique; que la kératonyxis ne doit point être reléguée parmi les méthodes vicieuses ou inutiles, pouvant être dans certaines circonstances préférable au procédé ordinaire d'abaissement. Cette opinion du professeur Dupuytren est généralement partagée par les chirurgiens français, de sorte que je suis dispensé d'ajouter d'autres détails à leur égard. La manière d'opérer de M. Dupuytren est la même que celle de M. Langenbeck, à cette légère différence près que, pour abaisser, le chirurgien de Paris embrasse le bord supérieur de la cataracte avec la concavité de l'instrument.

En Italie et en Angleterre, la kératonyxis n'a été le sujet que d'un très-petit nombre d'essais isolés, mal établis et n'offrant rien de concluant. On ne peut, en effet, tenir compte de quelques opérations de cataracte par kératonyxis, éparses dans les journaux de médecine italiens, et faites par Triberti, Canella, Quadri et Vacca, etc. Quant aux opérateurs anglais, il n'est pas à ma connaissance qu'ils aient publié des expériences sur cette nouvelle méthode. Saunders cependant paraît lui accorder quelque faveur dans certaines circonstances que je ferai connaître plus loin.

En rapprochant les résultats obtenus par les opérateurs qui ont publié les détails de leur expérience, on arrive, en résumé, à pouvoir établir ce fait important, savoir : que sur sept cataractes opérées par le nouveau procédé, six environ obtinrent un succès complet; cette proportion de six septièmes est encore bien plus favorable à la kératonyxis, que celle donnée par M. Dupuytren, d'après sa pratique; et puisque ce maître de l'art qui, comme on sait, opère presque exclusivement par scléroticonyxis, a trouvé que les résultats de la méthode ordinaire d'abaissement étaient à peu près les mêmes que ceux de la nouvelle méthode, il s'ensuit que cette même proportion n'est point atteinte par la scléroticonyxis. D'un autre côté, M. Roux, établissant les chances de l'opération par extraction d'après les résultats de sa pratique particulière, a constaté que, sur le nombre total de trois cent six opérations par extraction faites en quatre années sur cent soixante-dix-sept individus, le rapport des succès a été, 1° pour les yeux opérés comme cent quatre-vingt-huit à trois cent six, environ les trois cinquièmes; 2° pour les individus, sans distinction de ceux auxquels l'opération a été faite d'un côté seulement, et de ceux qui l'ont subie des deux côtés, comme cent trente-deux à cent soixante-dix-sept, environ les sept dixièmes. Voilà des résultats bien moins avantageux que ceux de la kératonyxis.

DEUXIÈME PARTIE.

Quelques réflexions.

Des succès si brillans, supérieurs à ceux qu'ont obtenus, par les deux autres méthodes, les chirurgiens les plus habiles et depuis long-temps familiarisés avec elles, pourraient étonner et faire suspecter même la véracité de tant de faits authentiques, si le raisonnement ne venait se réunir à l'expérience pour nous convaincre de la supériorité de la kératonyxis. En effet il suffit d'envisager le nouveau procédé analytiquement et en se fondant sur les propriétés anatomico-physiologiques des diverses parties de l'œil; il suffit de le considérer successivement dans la facilité de son exécution, dans son degré de certitude ainsi que dans les accidens qu'il peut entraîner à sa suite; de le comparer, après chacun de ces groupes de considérations, avec les méthodes anciennes et surtout avec la scléroticonyxis [1], pour être conduit, comme *à priori*, à reconnaître la prééminence de celle en question. C'est sous ce point de vue que je vais me permettre quelques réflexions; j'ose espérer que, dirigées principalement sur les indications et sur la méthode d'exécution, elles serviront aussi à faire disparaître toute la surprise que pourrait faire naître la différence si marquée dans les résultats présentés par les praticiens allemands.

PREMIÈRE SECTION.

Degré de facilité de l'opération de la kératonyxis.

De tous les avantages que possède la méthode de Buchhorn, celui de la grande facilité dans l'exécution est le seul qui ne lui ait jamais été ou du moins qui n'ait été que bien rarement contesté. Cette facilité que l'on revendique vainement pour les anciens procédés, existe pour tous les temps de l'opération, pour l'introduction de l'aiguille jusqu'au corps cataracteux comme pour l'action de cet instrument sur ce même corps, et soit que, dans ce dernier temps, on veuille démembrer, diviser, soit qu'il faille exécuter l'abaissement.

Quant à l'introduction de l'aiguille jusqu'au devant du cristallin, à travers une pupille convenablement dilatée et une cornée transparente qui permet de suivre des yeux tous les points que parcourt l'instrument, tous ses mouvemens et ceux qui sont imprimés à la cataracte, elle doit paraître à chacun si aisée, et d'une facilité tel-

[1] La kératonyxis et la scléroticonyxis n'étant que deux procédés différens, mais propres à la même méthode, ou, pour mieux dire, aux deux méthodes de l'abaissement et du broiement, il me semble que, pour procéder avec ordre et pour parvenir à s'entendre, il faut d'abord mettre en parallèle ces deux procédés, abstraction faite de la méthode par extraction : aussi ne comparerai-je la kératonyxis qu'avec le mode ordinaire d'abaissement.

lement évidente, que je crois inutile de m'y arrêter davantage.

Dans le second temps de l'opération, *ou dans l'action de l'instrument sur la cataracte,* on conçoit que des mouvemens divers et légers doivent être le plus souvent imprimés à l'aiguille pour l'abaissement et pour le démembrement; que ces mouvemens ne peuvent être d'une exécution facile qu'autant que l'opérateur peut les exercer librement sans léser le bord pupillaire de l'iris; que, par conséquent, la pupille doit être suffisamment dilatée, que l'aiguille doit transpercer la cornée près de son centre.

L'expérience nous a fait connaître plusieurs substances narcotiques propres à effectuer la dilatation de la pupille; ce sont en particulier la jusquiame, la belladone et l'eau de laurier-cerise. La belladone a jusqu'ici mérité la préférence, soit qu'elle agisse plus sûrement que les deux autres végétaux, soit qu'aussi elle agisse plus rapidement; on lui a bien reproché une action trop violente et une influence paralysante sur la rétine; mais ce reproche que M. Reiner ne fonde que sur une ou deux observations peu claires, ne peut diminuer en rien la confiance que les oculistes ont accordée à cette solanée; on est dans l'usage d'employer son extrait mou, dissous dans une petite quantité d'eau; on fait tomber quelques gouttes de cette dissolution entre les paupières, dans la soirée du jour qui précède celui de l'opération ou quelques heures seulement avant cette dernière; il faut avoir égard pour la quantité de solution que l'on emploie à l'âge du sujet, à son tempérament, ainsi qu'à la susceptibilité de l'organe visuel. Ne peut-on pas se demander ici, avec M. Ségalas connu par ses expériences sur la belladone, si, dans le cas où l'on veut obtenir la dilatation de la pupille par cette substance, il ne serait pas plus convenable de l'appliquer sur une autre partie que sur l'œil, dans la crainte d'irriter cet organe; et ainsi de la faire agir à l'aide d'un vésicatoire au bras ou à la nuque ? M. Roux a observé que l'application des narcotiques met l'œil dans une disposition plus grande à s'enflammer consécutivement à l'opération. Il peut arriver, et il arrive même quelquefois, que la substance narcotique ne produise pas l'effet voulu, soit à cause d'une disposition particulière de l'iris ou de la rétine, soit par suite de la paralysie de l'une ou l'autre de ces membranes, soit qu'enfin un vice organique s'oppose mécaniquement à la dilatation de la pupille comme l'existence d'adhérence entre la face postérieure de l'iris et le plan antérieur de la membrane cristalline. Dans tous ces cas il serait très-imprudent, à mon avis, d'opérer par kératonyxis, car ce serait par trop s'exposer à la lésion de l'iris. Il y a cependant une circonstance où cette méthode pourrait être avantageusement employée, malgré le peu d'ouverture du centre irien; c'est le cas d'une cataracte laiteuse, telle qu'on la trouve le plus souvent chez les enfans, et pour laquelle il suffit d'une petite déchirure au centre de la paroi antérieure de la cristalloïde : MM. Guillie et Saunders kératonysent dans ces cas avec beaucoup d'avantage; en outre il est certain que la pupille se dilate sous l'influence d'un agent narcotique, lorsque les adhérences sont récentes, faibles et lâches; ces adhérences sont alors ou déchirées par l'effet même de la dilatation de la pupille et du tiraillement qu'elles éprouvent, ou bien encore elles suivent cette traction en vertu de leur extensibilité très-grande; mais alors elles paraissent à découvert et peuvent être facilement incisées, déchirées ou rompues à l'aide de l'aiguille sans que celle-ci atteigne l'iris; ces adhérences cèdent même souvent et se déchirent au premier mouvement que l'aiguille imprime au cristallin pour le déprimer. Ainsi la dilatation de la pupille jouit du triple avantage de faciliter toujours l'exécution, de déchirer quelquefois de faibles adhérences capsulo-iriennes, ou même lorsqu'elles ne se rompent pas, de les démasquer et les exposer à l'action de l'instrument; elle permet enfin le passage dans la chambre antérieure aux fragmens du cristallin après l'opération du broiement.

Il est d'autres préceptes, que la liberté dans la manœuvre exige impérieusement.

La cornée transparente doit être acuponcturée près du milieu de sa surface et toujours dans la direction de son diamètre vertical, attendu que, d'une part, l'action de l'aiguille doit être autant que possible éloignée du cercle irien, et que, d'autre part, la cataracte, que l'on veut déprimer, doit suivre de haut en bas une ligne parallèle ou se rapprochant de la parallèle à l'axe vertical de l'œil.

Ne voit-on pas clairement que, faute d'observer la première de ces règles, l'abaissement complet est très-difficilement exécutable, et même tout-à-fait impraticable sans lésion de l'iris? Car, pour l'exécution parfaite de l'abaissement, la partie ultra-irienne de l'aiguille ou sa pointe devant poursuivre la cataracte un peu plus bas que le bord inférieur de l'iris, et sa partie citra-irienne ne pouvant cependant, à cause du point de ponction, s'élever au-dessus de ce même bord, n'est-il pas évident et mathématiquement démontré que l'aiguille ne pourra exercer en entier et convenablement son mouvement de bascule qu'autant qu'elle arcboutera fortement sur le cercle irien, qu'elle le contondra avec violence et qu'elle tiraillera la cornée? De-là, sans doute, les grandes difficultés que le célèbre Beer, ce Nestor de l'ophthalmologie, a rencontrées dans la dépression par kératonyxis; de-là aussi les dangers qu'il a cru reconnaître dans cette dépression, par la lésion presque inévitable de l'iris; c'est ce qui lui a fait établir que la nouvelle méthode devait être totalement rejetée pour un de ses modes, l'abaissement, parce que, dit-il dans son excellent ouvrage sur les maladies des yeux, l'acte de dépression ne peut être complet et suffisant ' n · essant gravement la membrane iris; mais, on le sait, l'habile oculiste viennois piquait la cornée près de sa circonférence ; j'en dirai autant de Bénédict, de Reiner, et, en général, de tous ceux qui se sont élevés contre l'abaissement par le procédé moderne.

On a objecté aux partisans de la kératonyxis la difficulté que l'opérateur éprouve, dans l'abaissement par cette méthode, pour fixer d'une manière stable la cataracte dans le corps vitré.

Pour apprécier toute la valeur de l'objection et pour parer, s'il est possible, à tout embarras, il convient d'aborder l'examen de cette difficulté et de voir, en premier lieu, sous l'influence de quelles causes elle peut se présenter. Ces causes de l'ascension, soit prochaine, soit éloignée du cristallin abaissé par la kératonyxis, peuvent être réduites aux quatre suivantes : 1° *A un état de dissolution ou de fluidité morbide du corps vitré.* Dans ce cas, la cataracte plongée dans le corps vitré n'éprouve pas assez de pression ou de résistance de la part de cette vitrine altérée et liquide pour pouvoir se maintenir dans sa partie inférieure ; elle remonte et vient comme surnager en vertu de son poids spécifiquement plus léger que celui du milieu dans lequel elle était placée ; M. Walther dit avoir vu deux cas de ce genre, où la dépression avait échoué. Il y a ici bien évidemment impossibilité physique dans l'exécution.

2°. *A une dépression incomplète*, qui n'est suffisante, ni pour détacher ou décoller entièrement la masse lenticulaire des parties auxquelles elle adhère naturellement, ni pour l'enfoncer assez profondément dans le corps vitré, et de telle manière qu'elle soit comme embrassée et retenue par les cellules élastiques de la vitrine. Dans ce cas la remonte de la cataracte ne doit être imputée qu'à la mauvaise exécution, aucunement à la méthode elle-même ; une fois la pupille bien dilatée, rien n'empêche que l'on ne déprime assez, je veux dire au point que l'on puisse à peine apercevoir le bord supérieur du cristallin. 3°. *A un filament ou à une portion d'adhérence*, qui, extensible, aurait cédé sans se rompre, au mouvement de déplacement de la cataracte, et serait revenu sur elle-même en entraînant le cristallin, avec une vitesse d'ascension] proportionnelle à la somme d'élasticité dont serait doué ce cordon fibro-cellulaire. Les écrits relatifs à la scléroticonyxis et à la kératonyxis font mention de quelques cas de remonte de la cataracte due à la cause que je signale ; la nature de cette cause indique, comme moyen prophylactique, d'inciser avec soin la totalité des adhérences lorsqu'elles ne cèdent ni à la force de dilatation de la pupille, ni à l'acte même de la dépression ; et, comme moyen curatif, de répéter l'opération en détruisant tout ce qu'il reste d'adhérences. 4°. *A l'accrochement du corps cataracté à la pointe de l'aiguille, ou à la pénétration de cette pointe dans la cataracte*. Il arrive quelquefois que l'aiguille, ayant comme empalé le cristallin, ou seulement pénétré entre lui et sa capsule, entraîne avec elle ce cristallin et le ramène derrière l'ouverture pupillaire au moment où l'opérateur veut retirer l'instrument. C'est là incontestablement la cause la plus commune de la réascension instantanée de la cataracte ; quelques chirurgiens allemands et M. Dupuytren se plaignent beaucoup de cet accident ; M. Textor l'a aussi rencontré dans quelques cas ; si ce n'était cet inconvénient, dit ce savant professeur, la kératonyxis serait infiniment supérieure aux deux autres méthodes. D'un autre côté, Buchhorn, Langenbeck et Walther ne parlent aucunement de cette difficulté.

A quoi peut donc tenir cette différence ? ne tiendrait-elle pas à ce que les premiers, à l'exception du chirurgien français, déchiraient la membrane cristalline avant d'abaisser le critallin, ce qui ne servait qu'à faire labourer l'instrument entre cette membrane et le corps qu'elle enveloppe ; à ce que, pour déprimer, ces mêmes opérateurs, avec M. Dupuytren, appliquaient la face concave de la lance, sur le bord supérieur de la cataracte ; de-là la pénétration plus facile de la pointe et des côtés tranchans de l'aiguille dans la masse cristalline ? Buchhorn ; Langenbeck, Walther, etc., etc., ont suivi une conduite opposée, et leurs succès prouvent évidemment qu'ils doivent être imités, c'est-à-dire que la capsule ne doit pas être préalablement transpercée ou déchirée, qu'il faut appliquer sur la cataracte la convexité de l'aiguille, en même temps que l'on a soin de dégager cette dernière en lui imprimant de légers mouvemens de rotation. Telles sont, je crois, les mesures à prendre pour éviter l'accident en question, accident d'ailleurs qui peut être imputé de même à la scléroticonyxis ; il se présente en effet dans celle-ci, lorsque, pour suivre le précepte donné, on fait reparaître la pointe de l'aiguille derrière la pupille, après avoir abaissé.

Quant au démembrement, le raisonnement et l'expérience prouvent d'une manière péremptoire que son exécution n'est pas sujette à plus de difficultés dans le procédé moderne que dans l'ancien. Attaquer la cataracte de front, ou bien l'attaquer latéralement, pour la diviser en totalité ou seulement en partie, est chose également facile, pourvu, toutefois, que les conditions relatives à la consistance de la cataracte soient les mêmes pour chacun des procédés ; et si les essais de quelques praticiens paraissent être défavorables à la kératonyxis sous le point de vue que j'examine, c'est que ces hommes de l'art n'ont pas opéré dans les conditions requises ; c'est qu'en voulant kératonyser, ils ont cherché à démembrer presque toutes les cataractes indifféremment, comme si la kératonyxis n'eût été propre qu'au démembrement ou qu'elle ne fût que le démembrement lui-même, tandis qu'il est de règle aujourd'hui pour la kératonyxis, comme ce l'a toujours été pour la scléroticonyxis, de toujours chercher à déprimer, antérieurement à toute tentative de division et de broiement.

En résumé, 1° le premier temps de l'opération, c'est-à-dire l'introduction de l'aiguille jusqu'au corps cataracté, est plus facile par le procédé de la kératonyxis que par l'ancien. Dans ce dernier, l'introduction de l'instrument, masquée par le voile irien, est vague et incertaine au milieu d'organes très-délicats et dont la lésion est très-difficile à éviter. N'oublions pas aussi que la kératonyxis seule donne la liberté d'opérer sur les deux yeux avec la même main.

2°. L'action de l'aiguille sur la cataracte (second temps de l'opération), comprenant le mode par dépression et celui par démembrement, ne présente pas plus de difficultés dans la kératonyxis que dans la méthode ordinaire, pourvu que l'on opère avec les précautions ou les règles posées plus haut.

DEUXIÈME SECTION.

Degré de certitude de la kératonyxis.

Les considérations que je viens de présenter montrent assez jusqu'à quel point la kératonyxis atteint le degré de certitude voulu, ou, en d'autres termes, le but que l'opérateur se propose, celui d'éloigner pour toujours le cristallin opaque de l'axe visuel. Il découle évidemment de ces considérations que la kératonyxis jouit d'une certitude aussi satisfaisante que l'ancien procédé d'abaissement. Il serait, par conséquent, superflu de m'étendre davantage sur ce point.

TROISIÈME SECTION.

Accidens qui accompagnent ou qui suivent l'opération de la cataracte par kératonyxis.

La supériorité des succès qu'a obtenus la méthode de Buchhorn sur la scléroticonyxis et l'extraction, est la meilleure preuve que l'on puisse apporter pour démontrer que cette méthode est sujette à moins d'accidens ou du moins à des accidens moins graves que les deux autres ; et cela doit paraître bien naturel à quiconque réfléchit que l'aiguille introduite dans l'œil par la ponction de la cornée, peut agir convenablement sur la cataracte, sans toucher d'autres parties que la cornée et la masse opaque. Quelle différence pour la scléroticonyxis ? Ici la blessure de l'iris, de la choroïde, des nerfs ciliaires, de la membrane hyaloïde et du corps vitré, dispose bien davantage ces parties à l'inflammation ; la piqûre des artères ciliaires, difficile à éviter, peut occasioner une hémorrhagie intérieure suivie d'inflammation, d'abcès et de la perte de l'œil. On reproche à la kératonyxis la production, sur la cornée, d'une cicatrice opaque, cicatrice qui, si elle existait telle qu'on a bien voulu le supposer, gênerait la vision comme le fait une taie. Mais que l'on consulte l'expérience, et l'on verra que sur le nombre assez considérable des faits relatés dans la première partie de ce Mémoire, cet inconvénient ne s'est présenté que deux fois, une fois à M. Langenbeck, et dans un cas à M. Dupuytren. Dans la généralité des opérations, la piqûre faite à la cornée transparente est imperceptible un ou deux jours après l'opération, et la cicatrice ne se montre pas davantage plus tard : c'est ce dont je me suis convaincu sur les malades opérés par M. Textor, à Wurtzbourg.

Mais on a fait à la kératonyxis un reproche plus sérieux : quelques chirurgiens allemands, et M. Schindler principalement, ont cru avoir souvent observé à la suite de la kératonyxis une inflammation lente et grave de l'intérieur de l'œil, inflammation que les uns ont prise pour une iritite chronique, et que d'autres ont fait siéger dans la membrane de l'humeur aqueuse. Quoi qu'il en soit du siége de cette affection, il importe seulement de savoir qu'on en a voulu faire l'apanage ou la suite comme nécessaire de la kératonyxis, qu'on l'a regardée comme uniquement propre à cette opération. Les résultats de l'expérience répondent assez à une semblable assertion, pour qu'il ne me reste qu'à faire remarquer que les observations rapportées par M. Schindler en preuve de cette assertion, ne sont rien moins que concluantes; que l'opération a été exécutée avec une aiguille à lance trop large, à col très-recourbé, deux circonstances qui rendent déjà raison de la lésion de l'iris; qu'en outre, on a beaucoup trop manœuvré dans l'œil avec ce méchant instrument; il est certain enfin que l'on a négligé les moyens soit prophylactiques, soit curatifs, après l'opération. M. Langenbeck a rendu l'aiguille ou du moins sa pointe beaucoup plus fine et moins courbée que celle de Scarpa; il a donné au col un diamètre un peu plus petit que celui de la lance, afin 1° de ne pas presser sur les lèvres de la plaie de la cornée, et, par conséquent, de ne pas tirailler l'iris; 2° afin de ne pas permettre à l'humeur aqueuse de s'écouler en trop grande quantité, et d'éviter par-là la procidence, et, par suite, la blessure de la même membrane; car ce sont là, suivant cet habile opérateur, les causes les plus communes de l'iritite.

CONCLUSION.

De tous les résultats de kératonyxis consignés dans la première partie de cet opuscule, du petit nombre de réflexions que j'ai soumises dans la dernière partie, on peut conclure :

1°. Que la kératonyxis a obtenu jusqu'à ce jour un plus grand nombre de succès que les autres méthodes que possède la médecine opératoire pour l'opération de la cataracte.

2°. Qu'elle est plus simple, plus facile et moins dangereuse que la scléroticonyxis, en même temps qu'elle a toute la certitude de ce dernier procédé.

3°. Que la dilatation de la pupille est une condition essentielle du succès de cette opération, hors le cas d'une cataracte laiteuse.

4°. Que la ponction de la cornée doit être faite dans la moitié inférieure du diamètre vertical de cette membrane, très-près de son centre.

5°. Qu'en pratiquant la kératonyxis, l'on doit toujours tenter la dépression, avant d'ouvrir la cristalloïde et de chercher à diviser la cataracte.

6°. Que la meilleure aiguille à kératonyser est celle perfectionnée par M. Langenbeck. (*Voyez* page 9.)

✿

www.ingramcontent.com/pod-product-compliance
Ingram Content Group UK Ltd.
Pitfield, Milton Keynes, MK11 3LW, UK
UKHW021153230726
13926UKWH00001B/94